AF462060

DROGUIER CURIEUX
OU
CATALOGUE DES DROGUES
SIMPLES ET COMPOSE'ES, MIS PAR ALPHABET.

UTILE ET NECESSAIRE A TOUTES personnes qui desirent connoître les Drogues ou en faire commerce.

Par PIERRE POMET, *Marchand Epicier & Droguiste à Paris.*

Seconde Edition, revûe & corrigée.

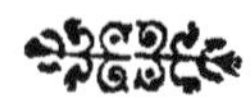

A PARIS, rue S. Severin.
Chez LAURENT D'HOURY, au Saint-Esprit, vis-à-vis la rue Zacharie.

M. D. CC. IX.
Avec Approbations & Privilege du Roy.

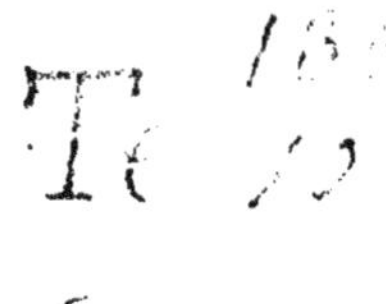

CERTIFICAT DE MONSIEUR FAGON, *Premier Medecin de Sa Majeſté.*

NOUS Conſeiller du Roy en ſes Conſeils d'Etat & Privé, Premier Medecin de Sa Majeſté, ayant eſté informez que le grand nombre & la beauté des Drogues que le Sieur POMET Marchand Epicier & Droguiſte à Paris, avoit apportées & fait voir dans le Jardin Royal, pendant les Leçons qui s'y font tous les ans aux Etudians en Medecine, avoient excité la curioſité de la pluſpart de ceux qui s'y étoient trouvez, & leur faiſoient ſouhaiter, pour en eſtre plus particulierement inſtruits, de pouvoir encore revoir les mêmes Drogues dans la maiſon dudit Sieur Pomet; Nous avons crû qu'il eſtoit de nôtre devoir d'autoriſer le zele qu'il a pour le bien public, & de lui permettre de montrer & faire connoître ſes Drogues à tous ceux qui ſe preſenteront chez lui pour profiter de ſa bonne volonté, & s'inſtruire à fond de la matiere Medecinale, dont la connoiſſance parfaite eſt une des plus neceſſaire à tous ceux qui ſe préparent à l'exercice de la Medecine; en foy dequoy Nous avons ſigné la preſente Permiſſion, & fait appoſer le cachet de nos Armes : Fait à Trianon le Roy y eſtant, le huitiéme jour d'Aouſt mil ſept cent quatre-vingt-quatorze.

Signé, FAGON.

APPROBATION DE MONSIEUR *le Premier Medecin du Roy.*

LE Catalogue que le Sieur POMET, Marchand Droguiste, donne au public sur le grand nombre de Drogues qu'il a ramassez chez lui, peut estre tres-utile à ceux qui doivent les connoître ; parce qu'il n'excite pas seulement leur curiosité, mais il leur découvre aussi les moyens faciles de distinguer les bonnes d'avec les mauvaises & falsifiées. C'est ce qui Nous a obligé de loüer son zele pour sa Profession, & de donner nôtre Approbation à ce Catalogue. Fait à Versailles ce 22. Decembre 1694.

Signé, FAGON.

Approbation de Monsieur de Saint-Yon Docteur en Medecine de la Faculté de Paris, Medecin ordinaire de Sa Majesté, & Professeur au Jardin Royal à Paris.

AYant esté present à la Demonstration de toutes les Drogues que le Sieur Pomet a fait cette année au Jardin du Roy, je puis asseurer que rien n'a paru plus utile au public que l'impression de ce Livre, qui fera plaisir aux Sçavans, & éclaircira les ignorans ; en mon particulier, je puis certifier que les nouvelles découvertes qu'il nous donne m'ont merveilleusement touché. Fait à Paris ce 30. Decembre 1694.

Signé, DE SAINT-YON.

CATALOGUE

CATALOGUE DES DROGUES simples & composées,

Contenuës dans le Livre de MONSIEUR POMET *Marchand Droguiste, & Demonstrateur du Roy, en son Jardin Royal, à Paris.*

A

Vegetaux.

Abel Mosc grosse.
Abel Mosc ordinaire.
Acacia vera.
Acacia Germanica, ou
Acacia Germanorum.
Acajoux, ou
Arcajoux.
Aconitum perdalian.
Aconitum salutiferum.
Acorus verus, ou
Acore vray.
Adiante blanc de Canada.
Adiante blanc du Bresil.
Adiante blanc de Montpelier.
Adiante noir de Païs.
Agalochum Indicum.
Agalochum pesant.
Agalochum faux.
Agaric de Levant brute.
Agaric de Levant mondée.
Agaric de Levant trochisque.
Agaric d'Hollande brute.
Agaric d'Hollande mondée.
Agaric de Savoye brute.
Agaric de Savoye mondée.
Agaric commun ou pesant, ou
Agaric masle.
Agaric faux, ou
Agaric de Chesne.
Aigo-ceras.
Alcanna.

Aloes cicotrin, ou
Aloes soccotrin.
Aloes hepatique.
Aloes cabalin.
Aloes rosat.
Aloes viollat.
Alphænix.
Alypum montis Cæti.
Amandes en coque.
Amandes tendres.
Amandes de Languedoc.
Amandes de Tours.
Amandes douces du Conta ou de Provence.
Amandes de Barbarie.
Amandes de Chinon.
Amandes ameres.
Ambre liquide.
Ambrette grosse.
Ambrette ordinaire.
Amidon de païs.
Amidon d'Hollande.
Amidon de Flandre.
Ammi, ou
Ammos d'Alexandrie.
Amomi.
Amomum en grappe.
Amomum de Pline.
Amphiam.
Anacardes des Indes.
Anacardes antartiques.
Ananas confit.
Aneth tortu.
Angelique de Boëme.
Angelique de Païs.
Angelique confite.
Arcangelique.
Angoure de lin.
Anil en graine.
Anil en herbe.
Anil en gousse.
Anil en pierre.
Anil de Sarquisse.
Anil d'Agra.
Anil de Cambaye.
Anil de Gatimalo.
Anil de S. Domingue.
Anil de la Jamaïque.
Anil des Isles.
Anis aigre.
Anis d'Espagne.
Anis d'Alican.
Anis de Malte.
Anis de S. Genou.
Anis de la Chine.
Anis de Siberi.
Anis des Isles Philippines.
Anis des Indes.
Annuale.
Anthorax.

Antipates.
Antolfle de gerofle.
Arare.
Arbre de v e.
Areca.
Arcanſon.
Ariſtoloche ronde.
Ariſtoloche longue.
Ariſtoloche menuë ou tenuis.
Ariſtoloche clematite.
Arum major.
Arum minor.
Aſclepias.
Aſpalath vray.
Aſpalath commun.
Aſpalath faux.
Aſplenium.
Aſſa doux.
Aſſa fætida en larme.
Aſſa fætida en ſorte.
Aſſa fætida commun.
Aſſa fætida faux.
Avelines.
Autour.
Axi.
Azarum de Levant.
Azarum de païs.
Azarina.
Azerbe mâle.
Azerbe femelle.
Azur en pierre.
Azur à poudrer.
Azur commun.

Animaux.

Agnelins.
Alcyon des Indes.
Alcyon de France.
Ambre gris fin.
Ambre gris moyen.
Ambre de Bayonne.
Ambre contrefait.
Ambre blanc.
Ambre noir, ou
Ambre renardé.
Anchoix.
Antalé, ou
Antalium vray.
Antale faux.
Anti-ſpode.
Axonge humaine naturele.
Axonge humaine preparée.
Axonge de Vipere.
Axonge de Civette blanche.
Axonge de Civette de Guinées.
Axonge de Civette contrefait.
Axonge interne de Civette.

Axonge d'Ours.
Axonge de Vautour.
Axonge d'Autruche.
Axonge de Blaireau, ou Axonge de Taiſon.

Foſſilles.

Acier à la roſe.
Acier de Kernent, ou
Acier de Carme.
Acier Damas.
Acier d'Hongrie.
Acier d'Italie.
Acier de Piémont.
Acier de Rive.
Acier de Clamecy.
Acier de Nevers.
Acier de S. Diſier.
Acier preparé.
Æs uſtum de Veniſe.
Æs uſtum d'Hollande.
Æs uſtum preparé.
Æs uſtum de France.
Agaric mineral.
Ayman blanc.
Ayman blanc faux.
Ayman noir d'Etiopie.
Ayman noir armé.
Ayman d'Auvergne.
Ayman de Chartres.
Ayman arſenical.
Aymatiſte de Cartage.
Aymatiſte d'Auvergne.
Albatre d'Italie.
Albaſtre de Meaux.
Albeſtes.
Albeſton.
Album.
Alquifoux beau.
Alquifoux en ſorte.
Alquifoux commun.
Alun d'Angleterre.
Alun blanc.
Alun de roche.
Alun de glace.
Alun de Civitaveche.
Alun de Rome.
Alun de Meſierres.
Alun de Liege.
Alun de Soiſſon.
Alun brûlé vray.
Alun brûlé faux.
Alun ſcajolle.
Alun plume.
Alun ſuccarin, ou
Alun ſaccarin
Alun catin d'Alican.
Alun catin de Cartageſne.

Alun catin de Bourde.
Alun catin de Vareq.
Alun catin de Cherbourg.
Alun catin blanc.
Ambre blanc en morceaux.
Ambre en fragment.
Ambre en poudre.
Ambre preparé.
Ambre jaune.
Ambre noir.
Anatrum d'Egypte.
Antimoine de Siam mineral.
Antimoine de Hongrie mineral.
Antimoine de Hongrie fondu.
Antimoine de Poitou mineral.
Antimoine de Poitou fondu
Antimoine de Bretagne mineral.
Antimoine de Bretagne fondu.
Antimoine d'Auvergne mineral.
Antimoine d'Auvergne fondu.
Antimoine en verre.
Antimoine vitré.
Antimoine diaphoretique.
Aphro-nitre.
Arcanne corallin.
Argent de coupelle.
Argent en feüille.
Auripeau.
Apeaux.

B

Vegetaux.

Badian de la Chine.
Badian de Siberi.
Badian des Isles Philippines.
Badian des Indes.
Bacille.
Batis.
Bamia Moscatha grosse.
Bamia Moscatha ordinaire.
Balauste fine.
Balauste commune.
Barbotine vray.
Barbotine commune.
Barils de Tamaris.
Barille d'Espagne.

Barille d'Alican.
Barille de Cartagesne.
Barille de Bourde.
Barille de Vareque.
Barille de Cherbourg.
Barille blanche.
Bernez
Beure de Cacao.
Barras blanc.
Barras madré.
Beaume de l'Ameque.
Beaume de Judée
Beaume de Copaü.
Beaume de Copaif.
Beaume de Campaif.
Beaume du Perou blanc.
Beaume du Perou noir sec.
Beaume du Perou noir liquide.
Beaume du Perou noir liquide faux.
Beaume du Perou sec.
Beaume en coque.
Beaume du Tolu.
Beaume de Poix noir.
Bayes de Laurier.
Bazgende.
Beculo.
Beloculo.
Becouguille.
Bexuguello.
Bel de nuit de l'Amerique.
Belleris gotin.
Behen blanc.
Behen rouge.
Ben blanc.
Ben de Judée.
Benjoin adherant à son écorce.
Benjoin en larme blanc.
Benjoin en masse rougeâtre.
Benjoin en sorte beau.
Benjoin en sorte commun.
Benjoin noir.
Benjoin faux.
Benoite.
Betel.
Bijon.
Bisnague.
Bistorte.
Bizerré rubre.
Bizetta rubra.
Bois d'Acajoux.
Bois d'Aigle.
Bois de Calambac.
Bois de Calambouc.
Bois d Aspalath.
Bois d'Aloes vray.

Bois d'Aloes commun.
Bois d'Aloes faux.
Bois de Fernambourg.
Bois de Nicarou.
Bois de Laval.
Bois de Japon.
Bois de Lamon.
Bois de ſainte Marthe.
Bois de Caleatour.
Bois de Sapan.
Bois de Breſil Breſillet.
Bois de la Baye de tous les Saints.
Bois de Campeſche.
Bois de la Jamaïque.
Bois d'Ebene.
Bois de Canelle.
Bois de Saxafras.
Bois de Chandelle.
Bois de Citron.
Bois de Crabe.
Bois de Fuſtel chapelé.
Bois de Fuſtel non chapelé.
Bois de Jaſſemin.
Bois de la Chine.
Bois de la Moluques.
Bois de la Pallile.
Bois de Palixandre.
Bois de Rhodes.
Bois de Roſes.
Bois de Cypre.
Bois de ſainte Lucie.
Bois de Tamaris.
Bois jaune.
Bois d'Angleterre.
Bois Indien.
Bois marbré.
Bois nefretique vray.
Bois nefretique faux.
Bois de Gerofle ordinaire.
Bois de Gerofle faux.
Bois de Calambourg.
Bois viollet.
Bois rouge.
Bois d'Anil, ou
Bois d'Anis.
Bois de Lette.
Bois d'Amarante.
Bois de Pavame.
Bois de Pavanne.
Bois de Samberame.
Bdelium adherant à ſes roſeaux.
Bdelium en larme.
Bdelium en maſſe.
Bdelium noir, ou
Bdelium faux.
Breſil de Fernambourg.
Breſil de Lamon.
Breſil de Ste Marthe.

Bresil de la Baye de tous les Saints.
Bresil Bresilet.
Bresil de Sapan.
Bresil de Japon.
Bresil de Laval.
Bryon.
Bryonne de l'Amerique.
Bryonne blanche.
B yonne noire.
Bucera.
Buglosse antartique.
Buis d'Espagne.
Buis de France.
Buna.
Bonco.
Bonca.
Bunnu.
Bon.
Ban.
Bunias.

Animaux.

Beaume noir.
Belzaar.
Bezoard d'homme.
Bezoard animal.
Bezoard d Allemagne
Bezoard de Bœuf.
Bezoard de Singe.
Bezoard de Vache.
Bezoard de Buff .
Bezoard de Porc.
Bezoard oriental vray.
B zoard oriental faux.
Bezoard occidental vray.
Bezoard occidental faux.
Blanc de la cervelle de la Balaine.
Blanc de la graisse de Balaine.
Blanc de Balaine faux.
Boutargue.
Boyaux de Loup.
Beure de cire blanc.
Beure de cire brun.
Beure de cire rectifié.

Fossilles.

Bactreolle d'or.
Bactreolle d'argent.
Bactreolle d'étain.
Bactreolle de cuivre.
Beaume ardent.
Beaume de Saturne.
Beaume de soufre.
Beaume de soufre anisé.

Beril.
Beure de Saturne.
Beure d'antimoine.
Beure de nitre.
Beure d'arſenic.
Bezoard jovial.
Bezoard mineral.
Biſmuth.
Bitume de Judée fin.
Bitume de Judée en ſorte.
Bitume de Judée faux.
Bitume limoneux.
Bitume de Colao.
Bitume de Sirnam.
Blanc d'Eſpagne.
Blanc de perles.
Blanc de plomb en écaille.
Blanc de plomb broyé.
Blanc de ceruze de Veniſe.
Blanc de ceruze d'Hollande.
Blanc de ceruze d'Angleterre.
Blanc de ceruze de Genes.
Blanc de ceruze de Flandre.
Bol d'Armenie.
Bol de Saumur.
Bol de Blois.
Bol de Baſville.
Bol blanc.
Bol de Levant.
Bol en bille.
Brouïllamini.
Borax gras.
Borax brute.
Borax naturel.
Borax vert.
Borax de Veniſe ſur du cotton.
Borax d'Hollande rafiné.
Borax faux.
Brun rouge.
Bronze groſſe.
Bronze moyenne.
Bronze fine.

C

Vegetaux.

Cabaret.
Cacao caracque gros.
Cacao caracque moyen.
Cacao des Iſles gros.
Cacao des Iſles petit.

Cacao de la Jamaïque.
Cacao en pain.
Cacavi.
Cæterac.
Caffé en coque.
Caffé en sorte.
Caffé mondé.
Caffé brûlé.
Cago-sanga.
Cajoux.
Calamante de montagne.
Calamus aromaticus.
Camphre brute.
Camphre rafiné.
Cancamum.
Candi blanc d'Hollande.
Candi blanc de Tours.
Candi blanc de Paris.
Candi roux.
Canelle fine.
Canelle en sorte.
Canelle Matte.
Canella Millan.
Canelle blanche.
Canelle giroflée.
Capellet.
Capillaires.
Capucines.
Capes de Toulon.
Capes de Majorque.
Capes Sauvagines, ou
Capes d'Alexandrie.
Coragne blanche.
Caragne grise.
Cardamome grande.
Cordamome moyenne.
Cordamome petite.
Coraline.
Carline blanche.
Carline noire.
Carline bâtarde.
Carmin tres-fin.
Carmin seconde sorte.
Carmin troisiéme sorte.
Carmin quatriéme sorte.
Carpo-balsamum.
Carvi ou Carum.
Caryophillata.
Canefice, ou
Casse confite.
Casse du Levant.
Casse du Bresil.
Casse d'Egypte.
Casse des Isles.
Casse extraite ou mondée des Isles.
Casse mondée de Paris.

Caſſia lignea gros.
Caſſia lignea petit.
Caſſia fiſtula.
Caſſia Gariophillorum.
Caſſia lignea Cinamomi.
Caſſonade de Cayenne.
Caſſonade du Breſil.
Caſſonade des Iſles.
Carmeti.
Cauterre de velours.
Cedre du Liban, ou
Cedre jaune.
Cedre de montagne.
Cedre commun.
Cedria.
Cendre du Levant.
Cendre de Mornan.
Cendre de Dantzic.
Cha.
Cameleon blanc.
Cameleon noir.
Cameleon faux.
Chardonnerette blanche.
Chardonnerette noire.
Chardonnerette fauſſe.
Chepule.
Chiai Catai.
Chilli.
Choux marin.
Choux fleurs.
Choux ſauvage.
Colſa.
Chocolat d'Eſpagne.
Chocalat de S. Malo.
Chocolat de Paris.
Chocolat d'Amerique.
Choüan.
Chypre.
Cinamome.
Cire des Indes.
Citrons de Madere.
Citroüilles noire d'Italie.
Clematis Dapnoides.
Clou matrix.
Coca.
Coccus Gnidius.
Coccus Infectarius.
Cochenille meſtec.
Cochenille campeſchane.
Cochenille tétrechale.
Cochenille Silveſtre, ou Cochenille de graine.
Cochenille animal.
Coco entier.
Coco ſauvage.
Coco mondé.

Coco de Maledive.
Coco de l'Isle de l'Ascension.
Coco à citron.
Cocos sec ou ordinaire.
Caffé.
Caffi.
Cahue.
Chaube.
Cacüa.
Colocai.
Colophonne blanche.
Colophonne ordinaire.
Coloquinte mondé.
Coloquinte non mondé.
Confection d'Alkermes vraye.
Confection d'Alkermes fausse.
Confection Hamec.
Conserve de Provence rouge.
Conserve de Provence blanche.
Conserve de Romarin.
Conserve de capillaire.
Conserve de violette seche.
Conserve de violette liquide.
Contra yerva du Perou.
Contra yerva des Pirenées.
Contra yerva blanc.
Contra yerva de la Virginie.
Convolvulus Indicus.
Copaiba.
Copal d'Orient.
Copal de l'Amerique.
Coque Levant.
Corail rouge beau.
Corail en sorte.
Corail couleur de rose.
Corail preparé.
Corail blanc vray.
Corail ordinaire,
Corail preparé.
Corail noir vray.
Corail noir faux.
Corail de Jardin.
Coraline.
Coraloides.
Coriandre.
Coru.
Costus arabic.
Costus doux.
Costus amer.
Costus blanc.

Coſtus corticus, ou Corticoſus.
Cortex Vvintherus, ou Vinteranus.
Cotton en gouſſe.
Cotton en laine de Chypre.
Cotton d'acre.
Cotton de Smirne.
Cotton fille.
Cotton de rame.
Cotton donce.
Cotton de Damas.
Cotton Baſac, ou
Cotton de Jeruſalem.
Cotton belledin.
Cotton genequin.
Cotton gondezel.
Cotton païs.
Cotton Joſeph.
Coulevré de l'Amerique.
Coulevré blanche.
Coulevré noire.
Caoult.
Cravo de Merauhan.
Creſme de tartre belle.
Creſme de tartre commune.
Criſtal de tartre.
Criſtal de tartre Kalibé.
Criſtalin.
Croco magma.
Cubebes.
Cumin.
Cumin d'Etiopie.
Curcuma.
Cuſcute.
Cyclamen.
Cyperus rond.
Cyperus long.
Cyprus.

Animaux.

Corduans d'Alep rouge.
Corduans d'Alep noir.
Cervelle de Cachalos.
Cayé de Lievre.
Cantharides de France.
Cantharides d'Italie.
Caret.
Caſtoreum.
Caſtor de Dantzic.
Caſtor de Canada.
Cavial.
Cendre d'Ecreviſſe.
Chagrin gris.
Chagrin rouge.
Chagrin noir.

Chagrin faux.
Cheli canciorum.
Chien de mer.
Cire à gomer.
Cire jaune de Dantzic.
Cire jaune de païs.
Cire blanche de Château-Gontier.
Cire blanche d'Amboiſe.
Cire blanche de Roüen.
Cire blanche d'Hollande.
Cire molle rouge.
Cire molle verte.
Cire noire des Indes.
Cire rouge de Guynées.
Cire vierge.
Civette d'Hollande.
Civette de Guynées.
Civette fauſſe.
Cœur de vipere.
Colle d'Angleterre.
Colle de païs.
Colle de Flandre.
Colle de poiſſon en pain.
Colle de poiſſon en livre.
Colle de poiſſon en cordon.
Corne de cerf.
Corne de cerf rapé.
Corne de cerf preparé noire.
Corne de cerf blanche.
Corne de Licorne de terre.
Corne de Licorne de mer.
Cuire de Barbarie.
Cuire de Hongrie.

Foſſilles.

Cachou.
Cachou preparé.
Calin de la Chine.
Cadmie, ou
Calamine.
Calamine blanche.
Calamine preparé.
Calcanthum.
Calcite.
Calcite de ſaint Chriſtophe,
Calcite fauſſe.
Cauſtique perpetuelle.
Cendre de bronze.
Cendre, ou
Cendre de plomb.

Cauris.
Ceruſe de Veniſe.
Ceruſe d'Hollande.
Ceruſe de Flandre.
Ceruſe de Gene.
Ceruſe d'Angleterre.
Ceruſe preparé.
Chaux de Ceruſe.
Ceruſe Rubifié.
Charbon de terre d'Angleterre.
Charbon de terre d'Auvergne.
Chryſocolle naturel.
Chryſocolle artificiel.
Cinabre artific. entier.
Cinabre artificiel broyé rouge.
Cinabre artificiel broyé paſle.
Cinabre mineral de la Carinthie.
Cinabre mineral d'Eſpagne.
Cinabre mineral de de ſaint Lo.
Cinabre mineral des Iſles.
Cinabre d'Antimoine brun.
Cinabre d'Ant. rouge.
Cinabre naturel.
Cobalthum.
Colcotor naturel.
Colcotor artificiel.
Couperoſe naturel.
Couperoſe d'Anglet.
Couperoſe de Piſe.
Couperoſe de Suede.
Couperoſe d'Allem.
Couperoſe de Hongrie.
Couperoſe blanche.
Couproſe de Goſſelar.
Couperoſe de Saxe.
Confection d'Hyacinte vray.
Confection d'Hyacinthe fauſſe.
Crapaudine.
Craye de Breançon verte.
Craye de Breançon blanche.
Craye de Champagne.
Crayon fin.
Crayon en ſorte.
Crayon moyen.
Criſtal mineral d'Hollande.
Criſtal Mineral de Paris.
Criſtal de Roche.
Criſtal de Madagaſcar.

Criſtaux d'Argent ou de Lune.
Criſtaux Verdet.
Criſtaux de Mars.
Crocus martis apperitifs.
Crocus martis aſtringent.
Crocus Metallorum de Hongrie.
Crocus Metallorum de Poitou.
Crocus Metallorum de Bretagne.
Crocus Metallorum d'Auvergne.
Crocus Metallorum d'Antim. mineral.
Cuivre
Cuivre de Rozette.
Cuivre jaune.
Clinquand.
Cerbere.

D

Vegetaux.

D'Archeni.
Dattes de Provence.
Datte de Barbarie.
Datte de Tunis.
Dattes de Sallé.
Daucus Creticus.
Dantele d'Aloës.
Diacodium ſimple.
Diacodum Compozé.
Diagrede vray.
Diadegre faux.
Dictame Blanc.
Dictame de Candie.
Dictame de la Virginie
Diringo.
Doronic Romain.
Doucette.
Drak ou
Drakena.

Animaux.

Dantalé ou Dantalium vray.
Dantalé faux
Dents cheval Marin.
Drapier.

Foſſille.

Diamant d'Alençon.
Diaphoretique d'Antimoine.
Diaphoretiq d'Etain.
Diphryges.
Dragon des Chimiſtes.

E

Vegetaux.

EAu d'Anis.
Eau de Beaume.

Eau de Canelle.
Eau de la Reine d'Hongrie fine.
Eau de la Reine de Hongrie ordinaire.
Eau de Cette.
Eau de Naphe.
Eau de fleurs d'Orange.
Eau de vie de vin.
Eau de vie de ſucre.
Eau de vie de bierre.
Eau de vie de Cidre.
Eau de vie de grain.
Eau de Copau.
Eau roſe veritable.
Eau roſe fauſſe.
Eaux diſtillées de plusieurs ſortes.
Ebene noire.
Ebene rouge.
Ebene verte.
Ecorce contre les fiévres.
Ecorce de Citron confite belle.
Ecorce de Citron à Patiſſier.
Ecorce de Citrõſeche.
Ecorce de Cit. coup.
Ecorce de Gayac.
Ecorce de Grenade.
Ecorce de muſcadier.
Ecorce d'Orange de Tours.
Ecorce d'Orange de Paris.
Ecorce d'Orãg. ſeiche.
Ecorce d'Orãg. coupée.
Ecorce de Tamaris.
Ecorce de Macer.
Ecorce d'Autour.
Ecorce de Vintherus.
Ecorce de Vinteranus.
Ecorce d'Inde.
Ecorce du Perou.
Ecorce incognu.
Ecorce d'Hiuorahe.
Ecorce ſentant le geroffle.
Elaterium blanc.
Elaterium noir.
Elkarie.
Ellebore blanc.
Ellebore noir.
Email tres fin.
Email en ſorte.
Email comum.
Email en tablette.
Encens blanc.
Encens marbre.
Encens de village.
Encens des Juifs.
Encens de la compagnie.

Encens de Liban.
Encens commun.
Encens de Moca.
Encens masle.
Encens des Indes.
Enula Campana ou Enule de Campanne.
Epenides.
Epices blanches.
Epices d'Auvergne grise.
Epices d'Auvergne blanche.
Epices fine.
Epithyme de Candie.
Epithyme de Venise.
Epithyme de pays.
Eponges fines.
Eponges communes.
Eponges preparé.
Epõges preparécalciné.
Escavisson de Canelle.
Escavisson commun ou Cassia lignea
Esprit de buis.
Esprit de Gayac.
Esprit de genevre.
Esprit de gomme Amoniac.
Esprit de Myrrhe.
Esprit deRose.
Esprit de sucres.
Esprit de Tartre.
Esprit deTartre rectifié
Esprit devin alkoolisé.
Esprit de vin ordinaire.
Esprit de vin tartarisé.
Esprit de vin cãphoré.
Eau de manne.
Esprit de manne.
Esprit de Terebentine.
Essécе de terebentine.
Esprit rouge de bois de Rhoze.
Essence de Gerofle.
Essence de Canelle.
Essence de Cedre.
Essence d'anis.
Essence de Neroli de Provence.
Essence de Neroli d'Italie.
Essence de petit grain.
Essence de genevre.
Essence d'Hypocras rouge.
Essence d'Hypocras blanc.
Essence deCitron vrai.
Essence de Romarin.
Essence de Romarin fausse
Enforbe en sorte.

Enforbes en larmes.
Extrait de canelle.
Extrait de Esule.
Extrait de gayac.
Extrait de geneyre.
Extrait de Jalap.
Extrait de Quinquina.
Extrait d'opium.
Extrait de laudanum.
Extrait de rubarbe.
Extrait de safran.
Extrait de sené.
Extrait de turbith.
Extrait d'ellebore noir.

Animaux.

Eau de miel.
Eau de teste de cerf.
Eau cru de Cerf.
Eau theriacal.
Escailles de caret.
Escailles de tortuë.
Escrevisses de rivieres.
Esprit acide de sel. Armoniac.
Esprit de corne cerf.
Esprit de miel.
Esprit d'Ivoire.
Esprit volatil de sel. Armoniac.
Essence d'Ambre gris.

Fossilles.

Eau d'alun.
Eau forte d'alun.
Eau forte d'Holande.
Eau forte de pays.
Eau regale.
Eau royale.
Eau seconde bleuë.
Eau seconde blanche.
Eau stipitique.
Ecailles de bronze.
Escume de plomb.
Emeraudes.
Emeril d'Espagne.
Emeril rouge.
Emeril commun.
Emeril en poudre.
Emetique.
Esprit d'alun.
Esprit de Karabe.
Esprit de succin.
Esprit d'ambre jaune.
Esprit de nitre.
Esprit de nitre doux.
Esprit de nitre dulcifie.
Esprit de Saturne.
Esprit de sel Marin.
Esprit de sel dulcifie.
Esprit de sel de Salpêt.
Esprit de souphre rectifié.
Esprit de souphre ordinaire.

Esprit de vitriol rectifié.
Esprit de vitriol Philosophique.
Esprit de vitriol commun.
Esprit martial.
Estain de Cornuaille.
Estain plane.
Estain d'Angleterre.
Estain cristalin.
Estain d'Antimoine.
Estain à la Rose.
Estain sonnant.
Estain commun.
Estain en poudre.
Estain de glace naturel.
Estain de glace artificiel beau.
Estain commun.
Estain noir.
Estain vert.
Estain jaune.
Estain en feüilles de divers autres couleurs.

F

Vegetaux.

FAgara d'Avicenne.
Fausel.
Fausse conserve de Grenade.
Fausse essence de Romarin.
Fausse gomme elemy.
Fausse huile de Cade.
Fausse teinture de Corail.
Faux Benjoin.
Faux Santal blanc.
Faux Santal rouge.
Faux Santal Citrin.
Faux sang Dragon.
Fecule de Brionne.
Fecule d'Iris.
Fecule de Mechoca.
Fecule d'arum.
Fenoüil de Nisme.
Fenoüil Marin.
Fenoüil sauvage.
Fenoüil Tortu.
Fenugrec.
Ferula galbanifera.
Faux Sené.
Feüilles du bois d'Inde.
Feüilles de laurier des Indes.
Feüilles Orientales.
Figues d'Espagne.
Figues graces.
Figues violettes.

Figues historié.
Fil de Guibray.
Fimpi.
Fleur de Balauste.
Falsa Kaskarina.
Fleur de Carthame.
Fleur de Cha.
Fleur de Thé.
Fleur de Romarin.
Fleur de Desquinant.
Fleur de Desquenanthe.
Fleur de Jonc odorant.
Fleur d'Orjevale.
Fleur de Silique confite.
Fleur de Silique de Levant.
Fleur de Silique du Bresil.
Fleur de Silique d'Egypte
Fleur de Silique des Isles.
Fleur de Silique des Isles en extrait.
Fleur de Benjoin.
Fleur de violette.
Fleur d'orange confite.
Fleur de Tamarin.
Fleur du Grenadier sauvage.
Fleur de mille pertuis.
Fleur de muguet.
Fleur de pavot rouge.
Fleur de petite centaurée.
Fleur de pied de chat.
Fleur de Tussilage.
Florée d'Inde.
Folicules de Sené belle.
Folicules de Sené mariné.
Folium indum du Levant.
Folium indum des Isles.
Fraxinelle.
Fructus anda de Pison.
Fruit du Betel.
Fruit du Palmier de diverses sortes.
Fruit du gayac.
Fruit du folium indû.
Fruit entier de Tamarin.
Fruit de Thé.

Animaux.

Fanons de Baleine.
Fausses mumies.
Foyes de Loup.
Fausses Hyacinthe.
Faux alun brûlé.

Faux Karabe.
Faux Lapis.
Fer.
Fer en barre.
Fer an verge.
Fer noir.
Fer blanc.
Fer ouvré.
Fer non-ouvré.
Feret d'Eſpagne.
Fil de fer.
Fleur de ſouphre d'Hollande.
Fleur de ſouphre de Marſeille.
Fleur de ſouphre de Roüen.
Fleur de ſouphre de Paris.
Fleurs d'airain.
Fleurs d'antimoine.bl.
Fl. d'antimoine rouge.
Fleurs de Biſmuth.
Fleurs de bronze.
Fleurs d'Etain ou de Jupiter.
Fleurs de Mars.
Foye d'Antimoine d'Hongrie.
Foye d'Antimoine de Poitou.
Foye d'Antimoine de Bretagne.
Foye d'Antimoine d'Auvergne

G

Vegetaux.

Galanga minor.
Galanga major.
Galanga ſauvage.
Galbanum.
Gallipot blanc.
Gallipot madré.
Gallipot de la Merique.
Galles de France.
Galles à l'épine d'Alep.
Galles de Smirne.
Galles de Tripoli.
Galles legeres.
Gamelo.
Garance en grape ou non robée.
Garance robée.
Gaude.
Gayac ou Gayacan.
Gayac de France.
Genette.
Gentiane.
Germandré.
Gingembre confit.
Gingembre ſauvage.

Gingging de Tartarie ou de la Chine.
Girofle.
Girofle confit.
Girofle royal.
Glaucium.
Glu d'Alexandrie.
Glu ordinaire.
Goblets de Tamaris.
Gomme à cantine.
Gomme adragan en sorte.
Gomme adragã trayé.
Gomme traga gant.
Gomme à friser.
Gomme sagapenum.
Gomme seraphin.
Gomme à louchi.
Gomme amoniac en larmes.
Gomme amoniac en sorte.
Gomme animée jaune.
Gomme animée noir.
Gomme animée blanche.
Gomme Arabique blanche.
Gomme Arabique en sorte,
Gomme Arabique vermiculée.
Gomme de la Thebaïque.
Gomme sarascene.
Gomme caragne ou caraigne.
Gõme copal d'Orient.
Gomme copal de l'Ameriqne.
Gomme d'acatia d'Egypte.
Gomme d'Angleterre.
Gomme de Babylone.
Gomme de Cédre.
Gomme de gayac des Indes.
Gomme de gayac de l'Amerique.
Gomme de gayac fausse.
Gomme du Perou.
Gomme du Senega en sorte.
Gomme de Senega mondée.
Gomme de Senega vermiculé.
Gomme de lierre.
Gomme ederæ.
Gomme elemy en roseaux des Isles d'Espagne.
Gomme elemy de l'A-

merique.
Gomme elemy griſe.
Gomme elemy noir.
Gomme elemy fauſſe.
Gomme gutte.
Gomme gutte gambe.
Gomme gamboide.
Gomme gamandre.
Gutte gomme.
Gomme de gomier des Indes.
Gomme lacque naturelle.
Gomme de pin.
Gomme de genevrier.
Gomme de pays.
Gomme Tacamaca ſublime.
Gomme tacamaca en coque.
Gomme tacamaca en maſſe.
Gomme tacamaca en larmes.
Gomme tacamaca en ſauciſſon.
Gomme de Thebaïque.
Gomme turique.
Gomme turis.
Gomme vermiculée.
Gomme d'Acajoux.

Goutte de lin.
Gotin.
Goudran.
Grabeau de Poivre.
Grabeau de Sené vray.
Grabeau Sené faux.
Graine de tilli.
Grain de Zezelim.
Graine d'Avignon.
Graine de Choux-fleurs.
Graine d'écarlatte de France.
Graine d'écarlatte de Portugal.
Graine des purges.
Graine de girofle.
Graine de Citroüille ordinaire.
Graine de Citroüille noire.
Graine de concombre.
Graine de courges.
Graine de melon.
Graine jaune.
Graine de muſque groſſe.
Graine de muſque ordinaire.
Graine de Paradis.
Grainette.
Grana Tinctorum.

Grand galanga.
Grand genêvre.
Grande Cardamome.
Grande valerianne.
Granum Gnidium.
Gratiola.
Gratia Dei.
Gravelée de Lion.
Gravelée de Bourgogne.
Gravelée de Paris.
Grenades.
Gros bois de Sapan.
Gros bresil de Japon.
Gros pignons de Barbarie.
Gros pignons dinde.
Gros pignons de la Merique.
Gros pignons d'Espagne.
Grosse Terebentine.
Guede.
Guy de chesne vray.
Guy de chesne faux.

Animaux.

Gabbaras.
Gazella indica.
Graisse d'Autruche.
Graisse de Blaireau ou de Taisson.
Graisse d'Ours.
Graisse de Vautour.
Graisse de Viperes.
Graisse de Renard.
Graisse de Fregates.

Fossilles.

Gangue.
Geest ou geais.
Gilla vitrioli.
Girasole vraie.
Girasole fausse.
Gloso petra.
Goblets de regule d'Antimoine ordinaire.
Goblets de regule d'Antimoine avec mars.
Grenats.

H

Vegetaux.

HErbe à la Reine.
Herbe de S Jean.
Herbe jaune.
Herbe sainte.
Hermodates.
Herniaria.
Hirondinaria.
Hivorahe.
Huile blanche de ge-

nêvre.
Huile noire de genêvre.
Huile de genêvre rect.
Huile blanche de tartre par défaillance.
Huile de tartre noire.
Huile de noisette tirée avec le feu.
Huile d'aveline.
Huile de noix tiré sans feu.
Huile de noix ordinaire.
Huile de ben.
Huile de Pomade.
Huile de Pignons blanc.
Huile de Palma cristi blanche.
Huile de Palma cristi rousse des Isles.
Huile de pavot blanc.
Huile des quatre semences froides.
Huile de chenevis
Huile de graine de lin.
Huile d'amandes de gros Pignons.
Huile d'amandes douces tirée sans feu.
Huile d'amandes douces tirées au feu.
Huile d'amandes ameres tirée sans feu.
Huile d'anacardes.
Huile d'anis blanche.
Huile d'anis verte.
Huile de spic fine.
Huile de spic moyéne.
Huile de spic fausse.
Huile de Baume.
Huile de Benjoin.
Huile de bois de rose.
Huile de buis.
Huile de cades fausse
Huile de cades vraye.
Huile de Cedria.
Huile de bois.
Huile de poix.
Huile de camamille.
Huile de camphre.
Huile de canelle vraïe.
Huile de canelle fausse.
Huile de Citron.
Huile de copau.
Huile de semence de coton.
Huile de cumin.
Huile de cyprus.
Huile etherée ou huile de terebentine.
Huile de fenoüil.
Huile de figuier d'enfer.

Huile de gayac.
Huile de girofle blanc.
Huile de girofle rouge.
Huile de gomme amoniac.
Huile de gravelée.
Huile d'herbes.
Huile de lavande.
Huile de marjolaine.
Huile de thim.
Huile de ſauge.
Huile de laurier ou de laurin vraye
Huile de laurier fauſſe.
Huile de liquidambar.
Huile de macis.
Huile de muſcades par diſtillation.
Huile de muſcade par expreſſion.
Huile de myrrhe par défaillance.
Huile de myrrhe puante.
Huile de navette.
Huile de colſa.
Huile de noiſettes.
Huile d'Olives fine.
Huile d'olives cõmune.
Huile de Cédre.
Huile d'orange.
Huile de Zeeſt d'Orange.
Huile de Palme blãche.
Huile de Palme jaune.
Huile de Palme fauſſe.
Huile de pumcin.
Huile de ſenega.
Huile de Pavot blanc.
Huile de petit grain.
Huile de pignons de Barbarie.
Huile de Piſtaches.
Huile de rhodium.
Huile de bois de roſes.
Huile de romarin.
Huile de roſes.
Huile de ſucre.
Huile noire de tabac.
Huire noire de Tartre.
Hypochiſte vray.
Hypochiſte faux.
Hypola patum.

Animaux.

Huile de Baleine de France.
Huile de Baleine d'Holande, ou de grand baye.
Huile de Sardes.
Huile de Caret.
Huile de Cloaportes.
Huile de Crapaud.
Huile de Kouanne.
Huile de Marſoüin

aromatisez.
Huile de Marsoüin non aromatisez.
Huile de miel.
Huile de Perles.
Huile de Scorpion simple.
Huile de Scorpion composez.
Huile de Scorpion de Mathiole.
Huile de sel armoniac.
Huile de Tortuë franche.
Huile noire de corne de Cerf.
Huile de cire.
Huile de fregates.
Huile de soldat.
Huile de Vipere blanche.
Huile de Vipere noire.
Huitres calcinez en blancheur.

Fossilles.

Huile d'Antimoine.
Huile de charbon de terre.
Huile de gayac.
Huile de gaye.
Huile de gait.
Huile de Karabe blanche.
Huile de Karabe verdatre.
Huile de Karabe rectifiez.
Huile de Mercure.
Huile de Petrolle blanche.
Huile de Petrolle rouge.
Huile de Petrolle jaune.
Huile de Petrolle verte.
Huile de Petrolle noire d'Italie.
Huile de Petrolle de gabian vraye.
Huile de Petrolle de gabian fausse.
Huile de terre.
Huile de Soufre.
Huile de Vitriol.
Huile de Saturne.
Huile Glacial d'Antimoine.
Huile d'Arcenic.
Hyacinthe fine.
Hyacinthe commune.
Hyacinthe fausse.
Hyacinthe preparé.

I

Vegetaux.

JAlap gros.
Jalap en ſorte.
Jalap faux.
Imperatoire ou Imperiale.
Inde en herbe.
Inde liquide.
Inde ſerquiſſe fin.
Inde ſerquiſſe en ſorte.
Inde ſerquiſſe cômun.
Inde flotante.
Inde plate.
Inde en marons.
Inde commun.
Indigo de gontimale.
Indigo gatimalo.
Indigo d'agra.
Indigo gambaye.
Indigo de javanne.
Indigo de la Jamaïcque.
Indigo de S. Doming.
Indigo des Iſles.
Ipecacuanha blanc.
Ipecacuanha brun.
Ipecacuantia gris.
Iris de Florence.
Jone odorant.
Iris noſtras.
Jujubes de la grande ſorte.
Jujubes ordinaires.
Jujubes noires.
Jue muſquée.

Animaux.

Jambons de Bayonne.
Jambons de Mayance.
Jambons de Pays.
Jambons d'Anjou.

Foſſilles.

Jade.
Jargons.
Jaſpe vert vray.
Jaſpe vert faux.
Jaune de Naples.
Jayee ou Jaget.

K

Vegetaux.

KAgné.
Kali.
Karabé de l'Amerique.
Kermen ou Kermes des Indes.
Kermes de France.

Kermes de Portugal.
Kinquina noir chagriné.
Kinquina rouge ou couleur de canelle.
Kinquina femelle
Kinquina faux.
Kinquina d'Europe.
Koüan.

Animaux.

Kaouanne.
Kauris ou Cauris.

Fossilles.

Karabé blanc.
Karabé jaune.
Karabé en fragmens.
Karabé preparé.
Kobaltum.

L

Vegetaux.

LAcque Colombine fine.
Lacque colombine en sorte.
Lacque colombine commune.
Lacque platte.
Lacque adherante à ses roseaux.
Lacque en graine.
Lacque platte fine.
Lacque platte moyenne.
Lacque platte commune.
Lacque en oreille.
Lacque fine de Venise.
Lacque fine de Paris.
Lacque liquide.
Lait de Mechoacam.
Lait virginal,
Laudanum opiatum.
Laudanum ordinaire.
Laurier aromatique.
Laurier des Indes.
Licyum de France.
Licyum des Indes.
Licyum de Candie.
Liege blanc ou
Liege de France.
Liege noir ou
Liege d'Espagne,
Lignum colubrinum.
Ligustrum egyptiacum.
Liqueur de Sirie.
Liqueur de Tabac.
Liqueur de Cedre.

Liquidam-

Liquid-ambar.
Lithomangith.
Lucerne.

Animaux.

Labdanum en tortis.
Labdanum liquide.
Labdanum naturel.
Labdanum en barbe.
Larmes de Cerf.
Licorne de terre.
Licorne de mer ou corne de Naruval.

Fossilles.

Lait de Souphre.
Lapis amiantus.
Lapis Cyaneus.
Lapis stellatus.
Lapis Lazuli beau.
Lapis Lazuli de France.
Lapis Lazuli faux.
Lapis mirabilis.
Lin incombustible.
Liqueur de Cuivre.
Liqueur de Venus.
Liqueur de Mercure.
Litarge artificielle.
Litarge naturelle.
Litarge d'Argent.
Litarge d'or
Litarge preparé.
Lithomarga.
Lait de la Lune.
Lune Caustique.

M

Vegetaux.

MAcaron.
Macer.
Macis.
Magister de Corail.
Magistter de Jalap.
Mahalep en Coque.
Magalep Mondée.
Malabatrum des Indes.
Malabatrum des Isles.
Manne de Brcancon.
Manne Celeste.
Manne du Mont saint Ange.
Manne de Sicile.
Manne de la Tolfe.
Manne d'Encens.
Manne liquide.
Manne du Levant.
Manne Mastichine.
Manne de Syrie.

Maniquette.
Melaquette.
Marum.
Maroquins.
Marons de Lion.
Marons de Vivares.
Marons de Tours.
Maſtic en larme.
Maſtic en ſorte.
Mecaxuchtil.
Mechoacam en pain.
Mechoacam ordinaire.
Meconium.
Medica.
Mehon meum ou meu.
Melaſſe de ſucre.
Menbroni-cini.
Mens meſſe ou mungo.
Mere de geroſle.
Meſlac des Turcs.
Mille-fanti.
Mine d'or.
Mirabilis peruviana.
Mirabolans belleris.
Mirabolans emblis.
Mirabolans Chepules ou quibus.
Mirabolans Citrins.
Mirabolans Indiens.
Mirabolans confits.
Mitridat.
Morilles ſeches.
Moſcovade griſe.
Mouſſe marine.
Mouſſerons confits.
Moyenne Cardamome
Muſcades femelles.
Muſcades mâles.
Muſcades rompuës.
Muſcades confites.
Mirrhe ſtacté.
Mirrhe abyſſine en larmes.
Mirrhe abyſſine en ſorte.
Mirrhe animée.
Mirrhe onglée.
Mirrhe liquide.
Mirtille.

Animaux.

Marc de Mouches.
Magiſter de Perles.
Miel de l'Air.
Miel blanc de la Corbiere.
Miel blanc de Fitto ou vray Miel de Narbonne.
Miel blanc deProvẽce.
Miel jaune de Normandie.
Miel blanc de pays.
Miel jaune de Champagne.

Moelle de Cerf.
Monoceros.
Mumie.
Mumie blanche.
Mumie contrefaite ou fausse.
Musc de Tonquin.
Musc de Bangalle.
Musc Falsifie.
Musc Faux.

Fossilles.

Magalaisse.
Magancse.
Magne.
Magnesse.
Magister d'Antimoine.
Magister de Busmuth.
Magister d'Estain.
Magister de Saturne.
Magister de Soufre.
Magnesia Opalina.
Malaquitte.
Marcaciste d'or.
Marcaciste d'Argent.
Marcaciste de Cuivre.
Marga.
Marne.
Mars ou fer.
Mars aperitif.
Mar astringent.
Mars Diaphoretique.
Massicot blanc.
Massicot jaune.
Massicot d'oré.
Meche perpetuelle.
Mercure Crud.
Mercure Coulant.
Mercure de plomb.
Mercure doux vrai.
Mercure doux faux.
Mercure precipité.
Mercure revivifié de cinabre.
Mercure sublimé.
Mercure vierge.
Metail.
Mine de Mercure.
Mine de plomb noire.
Mine de plomb rouge.
Minium.
Mine d'argent.
Mine de fer.
Mine d'or.
Misy.
Moele de pierre.
Molibdæna.
Mondique.

N

Vegetaux.

NArd Celtique.
Nard de montagne.

Nard Indique.
Nard de pays.
Naveau sauvage.
Navette.
Neroli de Rome.
Noroli de Paris.
Neroli de Provence.
Nicotiane.
Nielle.
Nigelle Romaine.
Nisi.
Noir d'Allemagne fin.
Noir d'Allemagne moyen.
Noir d'Allemagne commun.
Noir d'Espagne.
Noir de fumée.
Noir de Troyes.
Noisette Indiennes.
Noisette Ameriquaines.
Noix Aromatiques.
Noix de Coco.
Noix de Maldives.
Noix de Girofle.
Noix de Madagascar.
Noix d'Inde.
Noix metel.
Noix fausfel,
Noix vomiques.
Noix aromatic.
Noix confite de Roüen.
Noix confite de Tours.
Noix confite de Paris.

Animaux.

Nacre de perle vraye.
Nacre de perle fausse.
Nerita.
Noir de Cerf.
Noir d'os.
Noir d'yvoire.
Noir de velours.
Nombrils Marins. Vray.
Nombrils Marins fau[illegible]

Fossiles.

Naphta blanc.
Naptha rouge.
Naptha vert.
Naptha jaune.
Naptha noir.

O

Vegetaux.

Oiselet de Chipre.
Oleo saccharum.
Oleum rhodium blanche.
Oleum rhodium noir.
Oliban en larme ou

trayé.
Oliban en sortes.
Oliban des Indes.
Opium vray.
Opium ordinaire.
Opium de Paris.
Opobalsamum.
Opopanax ou Opoponax en larme.
Opoponax aplaty ou de la Compagnie, ou contrefait.
Opopanax en masse.
Orangelettes.
Orcanette de Pays.
Orcanette du Levant
Orcanette de Constantinople.
Oreille de Judas.
Orge mondée.
Origan.
Orjevala.
Orleane.
Orelane.
Orseil d'Hollande.
Orseil de Lyon
Orseil d'Auvergne.
Oüatte.
Ourdon.
Outremer d'Hollande.

Animaux.

Oculi Cancry des Indes.
Oculi Cancry d'Ameque.
Oculi Caucry faux.
Oysipus humida.
Ongle odorant.
Ongle d'Elan.
Orviatan.
Os d'Autruche.
Os de cœur de beuf.
Os de cœur de cerf.
Os de seiche.

Fossilles.

Ocre jaune.
Ocre rouge.
Ocre de Rüe.
Or d'Allemagne en feüille.
Or d Allemagne en coquille *d'Augusta.*
Or en Coquille commùn.
Or d'Allemagne en poudre.
Or des Alchimistes.
Or fin en coquille.
Or fin en feüilles.
Or fin en poudre.
Or en paillette ou en sable.
Or en aurillette.
Or fulminant.

Orpin naturel.
Orpin jaune.
Orpin rouge.
Oſte ocolle.
Or vierge ou naturel.
Outremer tres beau.
Ditto 2 3 4 5 6 7 8 toûjours en diminuant.
Oxi-petra.

P

Vegetaux.

PAin de pourceau.
Pain de roſes.
Palma Chriſti.
Pancratium.
Palay du Canada.
Palimpiſſa.
Pao d'Aquila.
Pareira brava.
Paſtel d'Ecarlatte de France.
Paſtel d'Ecarlatte de Portugal.
Paſtilles à bruſler.
Paſtilles à manger de Portugal.
Paſtilles de Safran.
Pate d'Amandes.
Pâte de quatre Semences froides.
Pature de Chameau.
Pavame.
Pavanne.
Pentaphillum.
Perſil de Macedoine vray.
Perſil de Macedoine faux.
Pervanche.
Petazites.
Petit galanga.
Petit genevre.
Petite Cardamone.
Petite valerianne.
Petites oranges.
Petits pignons d'Inde.
Phu Pontique.
Pied d'Alexandre.
Pierre à Cauterre.
Pierre de Contra-yerva.
Pierre d'éponge.
Pignons blancs.
Pignolats.
Pignons d'Inde.
Pilules angeliques.
Pilules de Francfort.
Pilules gourmandes.
Pilules de Terebétine.
Pimant.
Piretre.
Pirole.

Piſtaches caſſez.
Piſtaches en coque.
Pivoine maſle.
Pivoine femelle.
Pixacantha.
Poivre ambre.
Poivre à la Bergerac.
Poivre blanc naturel.
Poivre noir blànchi en Hollande.
Poivre noir blanchi à Rouen.
Poivre noir blanchi à Paris.
Poivre de Guinée.
Poivre de la Jamaique.
Poivre du Mexique.
Poivre de Tabaco.
Poivre de Breſil.
Poivre d'Eſpagne.
Poivre long rouge des Indes.
Poivre rouge de Frãce.
Poivre de l'Amerique.
Poivre de Thevet.
Poivre long de l'Amerique.
Poivre long des Indes.
Poivre long noir.
Poivre d'Ethiopie.
Poivre noir de Malabar.
Poivre noir de Jambi.
Poivre noir de Billipathan.
Poivre ſauvage.
Petit Poivre.
Pouſſe de Poivre.
Poix graſſe.
Poix blanche.
Poix de Bourgogne.
Poix navale.
Poix noir.
Poix reſine.
Polium montanum bl.
Polium mõtanũ jaune.
Potaſſe.
Poudre à vers.
Poudre cordiale.
Pondre cornachine.
Poudre de Troyes.
Poudre Duc.
Pouliot de la Virginie.
Pumicin.

Animaux.

Pacos.
Paſtilles de Viperes.
Pazan.
Perles Orientale.
Perles abroyer.
Perles à lonce.
Perles de Baviere.
Perles d'Ecoſſe fine.
Perles d'Ecoſſe fauſſes.
Perles de Bruxelles.

Pied d'Elan.
Pierre d'Aigle rouge.
Pierre d'Aigle chagr.
Pierre de Porc ou Pedro de Porco des Hollandois.
Piétra de Vassar des Portugais
Pierre de Malabar.
Pierre de Bezoard d'Orient.
Pierre de Bezoard d'Ocident.
Pierre de Bezoard faux.
Pierre de fiel.
Pierre d'Hirondelles.
Pierre d'Ecrevisse.
Porcelaines en coquil.
Poudre de cloporte.
Poudre de Cervelle de Requiem.
Poudre de vipere.
Poulmons de renard.
Priape de cerf.
Propolis.
Purification de sel Ar.
Pyrites

Fossiles.

Panacée mercurielle.
Peridot.
Perigueur.
Perigueux,
Petroleum.
Pharmacites.
Phosphore.
Pierre amomites.
Pierre armenienne.
Pierre belemmite.
Pierre Galamine.
Pierre Calaminaire.
Pierre d'Aigle.
Pierre d'Aso.
Pierre assienne.
Pierre d'azur.
Pierre de Boulogne.
Pierre de Florence.
Pierre Degoa.
Pierre de Linx.
Pierre de Phenicie.
Pierre de Pōce blāche.
Pierre de Ponce grise fine.
Pierre de Ponce grise commune.
Pierre de Ponce plate ou à corroyer.
Pierre de Sang.
Pierre de Sirie.
Pierre estoillée.
Pierre d'Heraclée.
Pierre Hematite.
Pierre infernale vraye.
Pierere infernale fausse
Pierre Judaïque.

Pierre medicamenteuſe ordinaire.
Pierre medecinale.
Pierre medicamenteuſe de Crolius.
Pierre Nephretique.
Pierre noire
Pierres precieuſes.
Pierres communes.
Pillules perpetuelles.
Piſaſphaltum naturel.
Piſaſphaltũ artificiel.
Plombagine.
Plomb de mer fin.
Plõb de mer en ſorte.
Plomb mineral.
Plomb en poudre.
Plomb en ſaumons.
Plomb mineral beau.
Plõb mineral en ſorte.
Plomb mineral faux.
Policreſte.
Põpholix d'Hollande.
Pompholix de France.
Pothée Demery.
Potée.
Potelot.
Poudre algarot.
Poudre de ſympatie ſimple.
Poudre de ſympatie compoſé.
PoudreImperiale vraïe
Poudre Imperiale fauſ.
Poudre d'or.
Pourpre d'or.
Precipite blanc de Mercure.
Precipite de couleur de roſe.
Precipite jaune.
Precipite rouge.
Precipite vert.
Purification de l'Or.
Purification de l'Argent.
Purification duCuivre.
Purification du Fer & autre métaux.
Purification de ſel marin.
Purpurine.
Pirytes.

Q

Vegetaux.

Quinque folium.
Quin-quina fin.
Quen-kina faux.
Quina-quina.
Quinte-eſſence d'Anis.
Quinte-eſſence de Romarin.

Quinte-essence de canelle.

Animaux.

Fossilles.

Quis.

R

Vegetaux.

Racine d'Agriocinara.
Racine contre les meurtrissures.
Racine Chiai Cathai.
Racine de Membronicini.
Racine de Nisi.
Racine Guin-ging.
Rasine de Ninging.
Racine de Canna.
Racine de Palay de Canada.
Racine de Brezil.
Racine de Coq de Jardin.
Racine du Saint-Esprit.
Racine vierge.
Racine d'escorsonaire confite.
Racine d'escorsonaire sciche des Algalures.
Raisins de Corinthe.
Raisins de Damas.
Raisins de Damas faux
Raisins sol.
Raisins d'Arc.
Raisins de Marque.
Raisins Aujubi.
Raisins Picardans.
Raisins Maroquins.
Raisins au Soleil.
Raisins d'Espagne.
Raisins de Calabre.
Resine de Cedre.
Resine de gayac.
Resine de Scamonée.
Resine de Storax.
Resine de turbith.
Resine de pin.
Resine de Jalap.
Rezanuale.
Rhapontic de Levant.
Rhapontic de montagne.
Rhapontic de pays.
Rhapontic de prosper Alpin.
Ris en grain de Piémont.

Ris d'Espagne.
Ris noir.
Ris en poudre.
Rocaille.
Rocou, Roucou, Rocoure.
Roquette.
Rosette.
Roses de Provins.
Roux.
Rhus.
Rubarbe de d'Odon.
Rubarbe de l'Amerique.
Rubarbe de Levant.
Rubarbe des Moines.
Rubia tinctorum.

Animaux.

Rapuré de corne Cerf.
Rapure d'ivoire.
Rognons de Rats musquez ou pilloris.

Fossilles.

Regule d'Antimoine avec le mars.
Regule d'Antimoine ordinaire.
Regule d'Arsenic.
Regule d'Etain.
Regule de Plomp.
Regule d'or.
Rouge d'Angleterre.
Rouge d'Inde.
Roy des métaux.
Rubine d'Antimoine.
Rubis.
Rusma.

S

Vegetaux.

SAfran du Gatinois.
Safran d'Orange.
Safran de Toulouse.
Safran d'Angoulesme.
Safran de Menile.
Safran batard.
Safran d'Allemagne.
Safran d'Espagne.
Safran des Indes.
Safran de Malabar.
Safran de Babylone.
Safran en poudre vrai.
Safran en poudre faux,
Safranum.
Sagapenum.
Serapinum.
Saliunca de Naples.
Salcepareille des Indes d'Espagne.

Salceparcille de Marenhan.

Sambarame.

Sandarac des Grecs

Sandarac des Arabes.

Sandera du Perou.

Sang de dragon tres-fin.

Sang de Dracon de canaries.

Sang de dragon des Indes en Larme

Sang dragon en masse.

Sang de dragon en roseaux.

Sang de dragon faux.

Santal Citrin.

Santal blanc.

Santal rouge.

Santal en taffetas.

Santal faux.

Sarcocolle en larme.

Sarcocole en masse.

Saxafras.

Saxifrage.

Scamonée d'Alep.

Scamonée de l'Amerique.

Scamonée Diagredé.

Scamonée de Smirne.

Scamonee des Indes ou de la Campagnie.

Scamonée fausse.

Scilles blanche.

Scilles rouge.

Scordium.

Sebestes.

Sel-al-kali

Sel d'Absinthe.

Sel chardon benist.

Sel Chicorée-

Sel de Corail.

Sel de Feves.

Sel de gayac.

Sel de Genévre.

Sel de gravelée.

Sel de Kenquina.

Sel de melisse.

Sel d'oseille.

Sel de Romarin.

Sel de roses.

Sel de safran.

Sel de sauge.

Sel de Sené.

Sel de tabac.

Sel tamaris.

Sel de tartre.

Sel de verre.

Sel fixe de rubarbe.

Sel fixe de tartre.

Sel vegetable

Sel volatil de tartre.

Sekakul.

Semen contra vray.

Semen contra faux.
Semen sanctum.
Semen sanctonicum.
Semence de badian.
Semence d'Anis de la Chine.
Semence de d'Anis de Siberi.
Semence d'Anis des Indes.
Semence d'Anis des Isles Philipines.
Semence de Citroüille noir.
Semence de Romarin.
Semence de musc.
Semence de melon.
Semence de concombre.
Semence de citroüille.
Semence de courge.
Semencine.
Semoule.
Senegré
Sené de la patte.
Sené d'Alexandrie.
Sené de Moca.
Sené de la pique.
Sené de Tripoli.
Senê de Scyde,
Sereque.
Sermontain.
Serpentine de la Virginie.
Sesely de Candie.
Sesely d'Ethiopie.
Sesely de Marseille.
Sesely des prés.
Sesely de Peloponese.
Sirop dalkermes.
Sirop de Canelle.
Sirop de Capillaires de Canada.
Sirop de Capillaires Montpellier.
Sirop diacodium.
Sirop de Scamonée,
Sirop de sucre.
Sirop de Corail.
Siseléos.
Smilax aspera.
Solane Oriental.
Solanummexciocnum.
Soldanelle.
Sorbec d'Alexandrie.
Souchet d'Angleterre.
Souchet des Indes.
Souchet de Malabar.
Souchet de Babylone.
Souchet long.
Souchet rond.
Soude d'Alican.
Soude de Cartagenne.
Soude de Bourdes.

Soude de Varecq.
Soude de Cherbourg.
Specacuanha.
Spicnard de Levant.
Spicnard de Montagne.
Spicnard de pays.
Squænanthe.
Squine des Inde.
Squine d'Amerique.
Stacte en larmes
Stacten.
Stacte en ſortes.
Stacte en onguent ou artificiel.
Staphiſagre.
Stercus diaboli.
Stil de grain de divers couleurs.
Stœcas Arabique.
Stœcas Arabique blanc.
Stœcas Citrin.
Storax en larmes.
Storax rouge.
Storax liquide.
Storax contrefait.
Suc de Medie.
Suc Syriniac.
Suc de regliſſe blanc.
Suc de regliſſe de Sicile.
Suc de regliſſe d'Hollande.
Suc de regliſſe de Blois.
Suc de regliſſe noir.
Sucre alhaſur.
Sucre alhaſar.
Sucre Candy blanc naturel.
Sucre Candi blanc artificiel.
Sucre Candy roux.
Sucre de Membu.
Sucre tabaxir.
Sucre d'orge ordinaire.
Sucre d'orge blanc.
Sucre roſat.
Sucre rouge.
Sucre tors.
Suin de verre.
Sumac de Port en Port
Sumac rouge.
Suye d'Encens.

Animaux.

Sang de Bouc.
Sang de bouc eſtaim.
Sel Armoniac artificiel des Indes.
Sel Armoniac en pain de ſucre.
Sel Armoniac fixe.
Sel Armoniac naturel.

Sel de perles.
Sel fixe de Cheveux.
Sel volatil de Cheveux.
Sel volatil de Crane humain.
Sel volatil de sang humain.
Selifixe de Crane humain.
Sel volatil de vipere.
Sel volatil de crapaux.
Sel fixe de sang humain.
Sel fixe de vipere.
Sel fixe d'urine.
Sel volatil d'urine.
Sel volatil de Cloporte.
Sel volatil de corne de Cerf.
Semence de perles.
Solen.
Soye cruë.
Soye grege.
Soye en matasse.
Stincs marins.
Suif de Bouc.
Suif de Cerf.
Suif d'Irlande.
Suif de mouton.
Suif de marque.
Suif d'Ours.

Fossilles.

Safran de Cuivre.
Safran de Mars Apertif.
Safran de Mars Astringent.
Safran d'or.
Safran des métaux fait, d'Antimoine d'Hongrie.
Safran des métaux fait d'Antimoine de Poitou.
Safran des métaux fait d'Antimoine de Bretagne.
Safran des métaux fait d'Antimoine Mineral.
Safran des métaux fait d'Antimoine fondu.
Salpetre de houssage.
Salpetre commun ou de la premiere eau.
Salpetre rafiné ou de la seconde eau.
Salpetre tres-fin ou de la troisiéme eau.
Sardes.
Saturne.

Sel antifebrile.
Sel Febrifuge.
Sel blanc de Normandie.
Sel d'Enfer.
Se d'estain.
Sel de Lorraine.
Sel de Comté.
Sel de pierre Judaïque.
Sel de prunelle.
Sel de souphre.
Sel de vitriol.
Sel fosille.
Sel gesme ordinaire.
Sel de gesme tres-fin.
Sel de gesme couleur de Rose.
Sel de gesme coleur d'ardoise.
Sel gesme de Catalogne.
Sel Marin.
Sel Marin de crepite.
Sel Nitre.
Sel de Mars.
Sel Policreste cristaleste fin.
Sel Policreste faux.
Sel Policreste cristalisé.
Sel Saturne.
Sel volatil de Karabe.
Smectin.
Soeler.
Sirop de Mars astringent.
Sirop de Mars avec le tartre.
Soris.
Soude blanche.
Souphre d'Antimoine.
Souphre d'Arsenic.
Souphre de Nicaraqua.
Soufre de la porte S. Martin.
Soufre de quitto.
Soufre de Suisse.
Soufre de sainte Alousie.
Soufre en Canon d'Hollande.
Soufre en Canon de Venize.
Soufre en Canon de Marseille.
Soufre doré d'Antimoine.
Soufre fusible.
Soufre gris.
Soufre mineral.
Soufre vert de Marseille.
Soufre vif.
Spate.

Spode

Spode des Grecs.
Spode en grape.
Stenomarga.
Sublimé Corrosif.
Sublimé de Venize.
Sublimé de Hollande.
Sublimé de Smirne.
Sublimé doux.
Sublimé faux ou Sublimé d'Arcenic.
Succin blanc
Succin ordinaire.
Sucre de Saturne.

T

Vegetaux.

TAbac.
Tabaco.
Tablettes de sucre Rosat.
Tagliarini.
Tamalapatra.
Tamarins en coque.
Tamarins en grape.
Tamarins ordinaire.
Tamarins confits.
Tamarins du Senega.
Tamaris ou Tamarisc.
Tapsie blanche.
Tapsie noir.
Tarc.

Tartre blanc.
Tartre rouge.
Tartre Kalibe.
Tartre Emetique ordinaire.
Tartre martial.
Tartre Emetique cristalisé.
Tartre stibié
Tartre martial soluble
Tartre soluble vray.
Tartre soluble faux.
Tatre vitriole vray.
Tartre vitriolé faux.
Tasses de Tamaris.
Teinture de Benjoin.
Teinture de Corail vraye.
Teinture de Corail fausse.
Teinture de Myrrhe.
Teinture de sel de Tartre.
Tembul.
Terebentine commune.
Terebentine cuite.
Terebentine de Bayone.
Terebentine de Bordeaux.
Terebentine de Cedre.

Terebentine de Chio
Terebentine de Fryouli.
Terebentine de Pise.
Terebentine de Strabourg.
Terebentine de Venize.
Terebentine fine du bois du Pilatre ou de Lion.
Tereniabin.
Terra merita ordinaire.
Terra merita rouge.
Thinca radoi.
Thlaspi.
Thora major.
Thus Libanum.
Thuya.
Thimelée.
Thymelea.
Thpalay pathly.
Tormentille.
Tornesol de Constantinople.
Tornesol en Crépon.
Tornesol en drapeau.
Tornesol en pain.
Tornesol en pate.
Tornesol en pierre.
Tornesol fin en drapeau.
Trochisques de Safran.
Truffes.
Tuna.
Turbith mondé.
Turbith non mondé.
Turbith gris.
Thymiama ou Narcapthum.

Animaux.

Theriaque Royal.
Theriaque d'Andromacque.
Theriaque des pauvres.
Theriaque des Allemands.
Theriaque Diatessarum.
Trochisque de Cyphi.
Trochisque d'Hedycroum.
Trochisque de Viperes.
Trochisque de Viperes noires ou de Montpellier.
Trochisque de Viperes de Padouë.
Trochisque de Viperes

de Paris.
Tubuli marini.

Fossilles.

Talc de Venise.
Talc rouge.
Talc en feüille ou Talc de Moscovie.
Teinture d'Antimoine.
Teinture d'argent.
Teinture de Karabe.
Teinture de Mars aperitif.
Teinture de Mars astringent.
Teinture de Mars avec le Tartre.
Teinture épaissi de Mars.
Terre ampelite.
Terre areneuse.
Terre à vigne.
Terre Cimolienne.
Terre de Chio.
Terre de Cologne.
Terre Erérienne.
Terre de Lemnos.
Terre de Mexique.
Terre d'ombre.
Terre de Perse.
Teste morte de Vitriol.
Terre Samienne.
Terre Selusienne.
Terre sigelée.
Terre verte ordinaire.
Terre verte de Verone.
Topase.
Tripoli de Bretagne.
Tripoli de Tours.
Trochisque de Karabe.
Turbith mineral.
Tutie d'Alexandrie.
Tutie d'Orleans.
Tutie préparée.

V

Vegetaux.

VAleriana major.
Vanilles.
Vao Ravendsara.
Vedasse.
Veratre blanc.
Veratre noir.
Verd d'Iris.
Verd de Vessie.
Verd de Gomme-Gutte ou Verd d'Inde.
Vermiceli.
Vermichel blanc.
Vermichel jaune.

Vernix d'esprit de vin.
Vernix à la bronze.
Vernix de la Chine.
Vernix blanc.
Vernix de Venise.
Vernix commun.
Vernix doré.
Vernix sicatif.
Vernix ou Gomme de génevrier.
Ver souflé.
Ver brillant de divers couleurs.
Vigne blanche.
Vigne noir.
Vigne sauvage.
Vigne batarde.
Violes.
Viollettes de la Virginie.
Viperine.
Visnaque.
Vitex.
Urucu.
Vray Sandarac.
Vraye teinture de Corail.
Usnée.

Animaux.

Vinaigre Theriacal.
Viperes vivantes.
Viperes seches.
Umbelicus marinus.
Unguis odoratus.
Usnée humaine.
Usblat.

Fossilles.

Verd Calcine.
Verd Distillé.
Verd d'azur.
Ver de gris cristalisé.
Ver de gris naturel.
Ver de gris artificiel en pain.
Ver de gris artificiel en poudre,
Ver de Hongrie.
Ver de Montagne.
Ver de Mer.
Ver de terre.
Verdet.
Vermeil.
Vermillon pasle.
Vermillon commun.
Verre d'Antimoine vray.
Verre d'Antimoine faux.
Vif-argent de Venize ou de Fryouli.
Vif-argent d'Espagne.
Vif-argent d'Hollande.

Vif-argent de Hongrie.
Vinaigre de Saturne.
Vin Emetique.
Vin ſtibié.
Vitriol de Mars.
Vitriol de Venus.
Vitriol de Lune.
Vitriol de Chipre de la Compagnie.
Vitriol de Chipre taillé ou des Indes.
Vitriol d'Hongrie.
Vitriol blanc.
Vitriol de Piſe.
Vitriol d'Allemagne.
Vitriol d'Angleterre.
Vitiol de Suede.
Vitriol de Soiſſons.
Vitriol Romain vray.
Vitriol Romain faux.
Vitriol rubifié.

X

Vegetaux.

XAntoline.
Xilo balſamum.

Animaux.

Foſſilles.

Y

Vegetaux.

YOli.

Animaux.

Foſſilles.

Z

Animaux.

ZEdoare.
Zerumbeth.
Zingi.
Zopiſſa.

Animaux.

Foſſilles.

Zafre en pierre.
Zafre en poudre.
Zinc naturel ou mineral.
Zinc en gros pains ou Zinc mineral fondu.
Zinc artiſiciel en petit pain.
Zinc artificiel en lingots.

LISTE DE PLUSIEURS Raretez que j'ai dans mon Cabinet, que je ferai voir à la fin de mes Démonstrations, qui consistent en Vegetaux, Animaux, Fossilles, & quantité d'autres choses ci-devant inconnuës, lesquelles j'espere mettre en usage.

Des Vegetaux.

Semence d'Angelique de Boëme.

Semence d'Anil ou de l'herbe dont on fait l'Inde ou Indigo.

Semence d'Ericoulibanna.

Semence de Jaboureitica.

Semence de Merucuya, portant fruit ou grenadille.

Semence de Kacouacoubona,

Semence d'Ajarali.

Semence de Datura.

Semence de Caachira.

Semence de Moussambei.

Semence d'Eleimon.

Semence d'Aipi.

Semence de Toulicheti.

Semence d'Arekepa.

Semence de Caoucia.

Semence de Tibouecatou.
Semence de Milium Solis d'Amerique.
Semence de Touoloumisi altera.
Semence de Touloumibi de la premiere espece.
Semence de Crithmum palmatum.
Semence de Saïr.
Semence de Sesame des Indes.
Semence de Cajouti de la premiere espece.
Semence de Cajouti de la seconde espece.
Semence d'Acououa de la premiere espece.
Semence d'Ynaoa.
Semence de Couirou altera.
Semence d'Onaiboubou.
Semence de Bamata.
Semence de Coujarali.
Semence d'Ouloucouya.
Semence d'Esula des Indes.
Semence de Pavot épineux.
Semence d'Acacia coronata.
Semence d'Acacia altera.
Semence de Cariarou de la premiere espece.
Semence de Mombamitabou de la seconde espece.
Semence de Riboulichi de la premiere espece.
Semence de Pagimirioba glabra secunda.
Semence de Pagimirioba hirsuta secunda.
Semence d'Oulabouli prima.
Semence d'Oulabouli secunda.

Racines.

Racine d'Ericou Libanna.

Racine de Bouleoula Pischi.
Racine de Souchet d'Amerique.
Une Canne de sucre.

Bois.

Un grand Vaisseau de vray Bois Nefretique, avec son couvercle & son pied.
Plusieurs Vaisseaux faits de Bois de Tamaris,

Ecorces.

De l'Ecorce de l'Abre du Benjoin, avec sa Gomme.

Feüilles.

Feüille de Canelle.
Feüille entiere du Thé.
Feüille de la Plante portant le Galbanum.
Feüille de la Plante portant le Poivre.
Feüille de l'Arbre portant le Camphre.
Feüille du Gayac.
Feüille du Bois d'Inde.
Feüille du Betel.
Plante entiere du Sené de la Palte.
Feüille de Cachibou.
Feüille du Kali d'Espagne.
Feüille d'un petit Palmier qui croît sur la Montagne Pelle de l'Isle de la Martinique, & dans l'Isle de saint Laurent, qui nous sont envoyez dans des Cerons du Bois de Crabe.

Fil de deux aunes & demi, & trois aunes de long, plus beau & plus fort que la Soye, tiré des feüill es du Karata.
Pite, autre fil d'Amerique d'une couleur rousse, & plus court que celui du Karata.
Acide d'Ajarali.
Conserve d'Annichi-banna.

Fleurs.

Fleur d'Aloës
Fleur de Rubarbe la Chine.
Fleur de Tamarins.
Fleur de Squænante de Lobel.
Fleur de Tamaris.
Fleur du Cha ou Thé du Japon.
Fleur de l'Oxeille de Guynée.

Fruits.

Fruit d'Aloës.
Fruit ou Gousse de Rocou avec sa graine.
Fruit ou Chattons de l'Acorus-verus.
Fruit ou Gousse de Cacaos.
Muscade mâle & femelle dans leurs coque & couverte de leurs Macis & Brou, confite & non confite.
Fruit ou Mirabolans de saint Christophe.
Fruit ou Mirabolans des Isles, ou Pommes soufflées.
Fruit de l'Arbre du Mauboya.
Fruit du Couroubali.

Fruit du Cachiman, ou Pommes de Canelle.

Fruit du Mandubi, ou Pistache d'Amerique. Ce fruit naît sous terre, & produit des feüilles semblable au Trefle : de ce fruit on en fait de la pâte des Macarons : les Espagnols appellent ce fruït *Mandubi*, les Portugais *Ibi-mani*.

Fruit du Coubaril.

Fruit du Mucuna de Pison, qui est ce que nous appellons communément Chataigne de Mer, dont on se sert à faire des Tabatieres.

Fruit du Mucuna, d'autre couleur.

Fruit ou Pomme de Mancenille, qui est tres-beau & grand poison : Que cet avis serve à ceux qui iront aux Isles.

Fruit du Bois gris,

Fruit du Savaraiba.

Fruit du Mantia Keira.

Fruit du Tribule aquatique.

Fruit de l'Arbre du Cassaiba.

Fruit rouge, dont les Indiens se servent à peser.

Fruit du Paletuvier violet.

Fruit de l'Arbre du Storax ou Aliboufier d'Amerique.

Fruit du Galba, ou Calaba, ressemblant aux Galles legeres : de son Amande les Sauvages & Ameriquains en tirent une huille, dont ils se servent pour se rocoüé, c'est-à-dire, pour se peindre le corps avec le Rocou, & même pour lui augmenter son poids, & pour falsifier le Baume de Capaü.

Fruit ou Pommes de Contelevant.
Fruit ou Pommes de Savonnettes, tant entier que mondée.
Fruit de Lienne de plusieurs sortes.
Fruit du Bresil de Fernambourg.
Fruit du Bois de Sapan.
Fruit du Thée.
Fruit ou baye de Canelle.
Fruit du Betel.
Fruit du Folium Indum des Indes Orientales.
Fruit du Folium Indum des Indes Occidentales.
Fruit du Gayac.
Fruit du Bonduc d'Amerique de diverses couleurs.
Fruit du Gerofle royal.
Fruit de plusieurs sortes de Palmiers.
Fruit du Cassaiba.
Fruit entier de l'Anis de la Chine.
Fruit du Ponga de l'Hortus Malabaricus.
Fruit du Bamia Moscatha d'Egypte.
Fruit du Caouroubali.
Fruit d'Anda de Pison.
Fruit du Gorka de l'Hortus Malabaricus, ou de la Plante qui produit la Gomme gutte.
Fruit du Jalap.
Fruit ou Tamarins dans sa coque.
Fruit de diverses sortes de Ricinus ou Pignons des Indes, tant Orientales qu'Occidentales, dans leurs coques ou mondé.
Fruit d'Anouagou de diverses sortes.
Fruit du Maraka ou Dieu des Indiens.
Fruit ou Calbasse d'Arbre des Isles divisé par côte.

Fruit ou Calbaſſe d'Herbes des Iſles, qui reſiſte au feu.

Fruit ou Calbaſſe des Indes Orientales, appellé communément Coloquinte des Indes.

Fruit ou Calbaſſe des Indes, autrement dit Cohine.

Fruit d'Aoüai.

Fruit du Cotton, & Cotton de Comaca.

Fruit & Gouſſe du Karata.

Fruit du Guigumbo.

Fruit d'Ananas confit.

Fruit du Palmier des Indes à Pommes de Pin, vernisſées d'un poli admirable, & tout écailleux.

Fruit du Caravicou, ou Aveline purgative des Indes.

Fruit ou Pois anglez.

Fruit ou Pois de Bonavier.

Fruit du Caſaiba arbor.

Fruit du Jamau.

Fruit de l'Altheades Indes.

Fruit du Titoulihue.

Fruit du Cururuapé.

Fruit gros comme un œuf qui ſe trouve dans les Scaphas de la Gomme Arabique.

Pluſieurs autres Fruits, tant des Indes Orientales qu'Occidentales, dont je n'ai pû découvrir encore les noms.

Gommes.

Glaucium ou Gomme dont les Turcs contrefont l'*Opium*.

Gomme de Chibou, ou la nouvelle & fausse.

Gomme d'Elemi des Isles, autrement appellée Gomme de Gommier d'Amerique.

Gomme de Gayac d'Amerique.

Gomme d'Acajoux.

Gomme ou Resine de Chibou.

Autres Gommes dont je n'ay pû sçavoir les Noms.

Animaux.

Une Civette venu de la Chine tres-belle, qui servira à faire connoître l'abus de ceux qui ont écrit que la Civette que nous vendons est la sueur que l'on ramasse sur le corps de cet animal, aprés l'avoir fait mettre en colere.

Un Castor, animal amphibie tres-beau, de trois pied de long.

Un Crocodile du Nil de pareille longueur.

Un Cayeman d'Amerique fort gros, & long de sept pieds.

Un Vipere d'Amerique d'une longueur & grosseur prodigieuse, ayant sept pieds de long, & grosse comme le bras d'un homme.

Une Couleuvre aussi des Isles de pareille grosseur & longueur.

Un Veau Marin de quatre pieds de long.

Un Spada ou Ultif de mer, avec sa corne, qui fera encore voir l'erreur de ceux qui en ont traité.

Un Tatou,

Un Armadille.

Un Creac.
Un Orbis pointu, Bouteille, ou Lune de mer.
Un Dauphin.
Une Salamande ou Lezard d'Amerique fort gros.
Un Crocodile ou Lezard trouvé dans un Puits à Poissy.
Deux Viperes en leurs entiers, morte depuis douze ans.
Un Lievre de mer.
Un Diable de mer.
Une Grenoüille Peschéresse.
Un Poisson triangulaire ou Poisson à Coffre.
Une Carpe de mer.
Un Chien de mer.
Une Roussette.
Une grande Corne de Spada.
Une Corne de Rhinoceros tres-grosse.
Une Corne de Camphur.
Une Corne de Pirasoupi.
Une Dent de Cheval marin d'un pied & demi de long.
Une vraye Nacre de Perle, trois autres sortes de Coquille tres-belle, ou fausse Nacre.
Plusieurs sortes de Fucus d'Alga, de Madrepore & de Tubularia ou Orgues de Mer.
Une Coquille d'Huitre dont le dessus est couvert d'un Corail tres-rouge.
Une Pallette de Mer.
Une Coquille de Soldat.
Une Coquille de Pinna, avec sa soye.
Un Pourpre.

Une grosse Etoille de mer.
Une petite Etoille de mer.
Un Dragon volant vrai.
Un Dragon volant faux fait avec une raye.
Un Colubri le plus beau, & petit oiseau des Indes.
Un Porc-épi de terre.
Deux Porcs-épi de mer.
Une Tortuë de mer.
Une Tortuë de terre.
Un Caret.
Un Homars tres-gros.
Un grand Gosier.
Un Bec de Toucan.
Une Dent d'Elephant fort grosse.
Une Mouche des Indes tres-grosse.
Un Remora.
Un Manucodiat, ou
Oiseau de Paradis.
Un Alcyon des Indes.
Un Oeuf d'Autruche tres-blanc.
Une Peau de Poisson d'un grain extrémement dur, avec une rose au milieu, de laquelle Monsieur Tavernier fait beaucoup d'estime dans son Livre.
Une Corne de Zizard, ou Chamois.
Une Corne de Pacos avec les quatre pieds.
Une Matrice où s'est engendré la Pierre de Bezoard d'un prix inestimable.
Un Piloris ou Rat musque.
Vne Chauve-Souris.
Des Oculi Cancri d'Amerique.

Deux Corne de Dain.

Deux Corne de d'Aguiers ou jeune Cerf.

Un Pied d'Elent, avec la peau de la jambe.

Un Pryape d'Elent.

Une petite Mumie entiere.

Un Bezoard d'homme qui a pesé neuf onces.

Des Dents d'Agouti, avec quoi les Sauvages se saignent & se scarifient le corps.

Une Machoire de Requin, ou Tiburon, ou Poisson à deux cens dents.

Une Pierre de Tiburon.

Une Pierre de Lamantin.

De l'huille d'Anoli.

Huile d'Assalisphænix.

Fossilles.

Calchites de saint Christophe.

Cinabre des Isles.

Mine d'or des Isles.

Un mineral en grenaille d'un noir bleuâtre qui se trouve prés de Dijon.

Mine de Mercure d'Hongrie.

Deux tres-belles Pierres, naturellement travaillé.

Un Champignon petrifié.

Un Pot de terre d'un verni extraordinaire, fait à la Chine, contenant plus d'un muids mesure de Paris, avec des Cannes bien travaillées pour le porter.

OUVRAGES

Ouvrages particuliers des Sauvages.

UN Amat ou Lit de Cotton des Sauvages.
Un Arc de Bois de Lette tres-dure.

Une Fléche de Sauvage, avec des Dents de Poisson empoisonnées. Ces Fléches sont extrémement legeres, & de la grosseur du petit doigt; c'est un Jonc qui croît dans les lieux marécageux, lequel produit de grandes feüilles, comme le Balissier, fort propre à écrire. C'est de l'écorce de ce Jonc que les Sauvagesses font leurs petits Paniers; ce Jonc est appellé des Sauvages *Aromats*.

Une Hache, dont le manche est de Bois de fer, & le taillant est d'un marbre jaspé tres-dure, & attaché avec un fil de Cotton fort artistement travaillé.

Un Carquois, & une Gipsiere des Sauvages à cinq ou six poches.

Deux Paniers tres-bien travaillez, faits de feüilles d'Aromats.

Un grand Coffre fait d'écorce de l'Arbre, que les Sauvages appellent *Bouvé*, qui croît en abondance dans l'Isle de saint Domingue, & autres Isles, & même dans la terre ferme, lequel porte un fruit vineux de la grosseur d'une Olive, & d'une couleur noirâtre.

Une Tasse d'écorce de Bouvé.

Un Platron tres-beau de la Chine.

Enfin, deux Pagodes ou Dieux des Egyptiens faits il y a plus de trois mille ans.

ERRATA.

PAge 4. ligne 13. au lieu de pays, *lisez* Paris. p. 8. l. 17. au lieu de Bizerre, *lisez* Bizeterre. p. 13. l. 20. Mornan, *lisez* Morvan. p. 14. l. 24. & 26. au lieu de Provence, *lisez* Provins. p. 17. 2e colonne, l. 2. & 3. *lisez* colcotar. p. 18. l. 37. au lieu de Diadegre, *lisez* Diagrede. p. 19. 2e colonne, l. 17. *lisez* Ecorce ayant le goust & l'odeur de Gerofle. p. 26. l. 28. *ostez* Gomme de Thebaique, déja mis ci-devant, *ibid.* 2e colonne, l. 8. Zezelim, *lisez* Zelim. p. 40. l. 9. Malabar, *lisez* Malaca. p. 45. l. 25. *lisez* Sené de la Spalte. p. 48. l. 26. au lieu de cristaleste fin, *lisez* en roche. *ibid.* 2e colonne l. derniere, Spatte, *lisez* Spalte.

CATALOGVE DES DROGVES & Medicamens des Indes que m'a envoyé Monsieur Surian, Docteur en Medecine, & Professeur en Botanique, entretenu par Sa Majesté dans les Isles & Terres-fermes de l'Amerique, pour la découverte des facultez des Plantes & de tout ce qui regarde l'Histoire naturelle, où l'on verra quantité de Plantes rares, & plusieurs Semences, Racines, Ecorces, Gommes, Bois, Feüilles, Fleurs, Fruits, Sucs & autres singularitez concernant les Vegetaux, Mineraux, Animaux ou leurs parties.

Abrus Alpini, Pisum coccineum.
Abrus Alpini alter.
Acacia Coronata prima.
Acacia Coronata altera.
Acacia altera ramis amplissimis.
Acantha & Acacia Ind.
Acaju, arbor.
Acouaa & Amoroa Ind.
Acououa prima.
Acououa secunda Ind. Rubus pennatus.
Alanala, Arbor lactea.
Anacocco, altera Ind.
Anouagou prima, Phaseolus maritimus.
Anouagou secunda.
Anouagou tertia.
Anouagou quarta.
Astragallus Indicus purpureus.
Balata quarta.

Bipicaa.
Boucomibi Ind.
Caatia.
Cacao.
Cacoutiba.
Camara ſexta.
Cariarou ſecunda.
Cariarou tertia.
Cariarou quarta.
Ceratia Spinoſa & Siliquoſa.
Dolicum.
Evonimus vimineus.
Emouiouhay.
Guayacum.
Ichiconliba.
Inimboy.
Kebecati.
Larani flore albo.
Latyrus.
Macenilla.
Manalou altera.
Mandubi, ou Piſtache de l'Amerique.
Matallou.
Matallou altera.
Meeru.
Meeru Braſilientium prima.
Mibipi.
Montochiba tertia.
Mouſſambey.
Mynti.
Noulourhue ſaponaria altera.
Ovacobiba prima.
Ovocobiba altera.
Ovacobiba tertia.
Oucoulihue.
Oulabouli ſecunda.
Ovaraova.
Ouroni.
Palmites quarta.
Quya.
Quya tertia.
Rhaou.
Rhamnus Antinome.
Riboulichi altera.
Solanum Mexicanum.
Tapire.
Taoba.
Tibouecatou ſecunda.
Titoulihue altera, Arbor.
Tobocova.
Tonoulou.
Toutou.
Urucu prima.
Urucu ſecunda.

Huile de graine de Chipitithuë.
Huile de Titoulihuë.
Huile de Larani.
Huile ou graiſſe de Tatou.

Huile ou graiſſe Caïman.
Huile de Moboya.
Huile de Lezard d'Amerique.
Huile de Seſamum.
Eſſence de Chibou.
Huile cauſtique de noix d'Acaïou.
Huile d'Ajaraly.
Huile de Cacao.
Huile de Conami.
Huile de Toulata Vulneraire.
Sirop des fleurs du Jebetibiboboca.
Liqueurs de Lampihiri Antiſcorbutique.
Ecorce d'Ayovalaly.
Racine d'Aninga.
Graines d'Aſſourou.
Feüilles d'Aſſourou.
Ecorce d'Alijia.
Anichibanna confite.
Fruit d'Alontiba confit.
Paſte d'Araobata.
Extrait ou ſuc d'Aranibanna.
Gomme de Mapou.
Gomme de Goyavier.
Gomme de Merucuya.
Gomme de Mombin.
Gomme de Cancamum.
Gomme de Paletumier.
Gomme de Cachimentier.
Gomme de Comaca.
Sel du bois Alatoulala.
Herbe d'Alougouli troiſiéme.
Eau Antipeſtilentielle d'Anichibanna.
Feüille de Cachibou.
Bois d'Aloucaioua.
Gomme d'Amoroa.
Aguara & Yerva de bicho confite.
Liqueur de Baibovemiba.
Gomme de Balatacaca.
Ecorce moyenne de Bamata.
Gomme de Baibaiba.
Gomme de Balata.
Racines de Bouloumani.
Confection d'Olerane.
Paſte de Barabara.
Extrait du Chipitihue.
Graine du bois immortel.
Extrait du Caapagonga.

Coulaiba bois à teindre.
Huile de Calaba.
Sel du Caliriba.
Ecorce de l'Arbre Coag.
Herbe de Caatia.
Acharagle ou petit Pignon purgatif.
Paste d'Acharagle.
Talc d'Amerique preparé.
Cinabre mineral.
Terre Vitriolique.
Calcitis d'Amerique.
Pierre ſanguine à feu.
Paſte de Bethle & d'Aſtroite.
Extrait du Gingembre.
Syrop du Gingembre.
Racine de Caconcona.
Trochiſques d'Aſtroi.
Pilules caapiques.
Indigo en trrochiſque tres-beau.
Ecorce de Chipiou.
Herbe du Triagre.
Pierre du Calithpazar.
Une boëte d'Elemonri.
Racines du Jabornadi.
Eau Aromatique de Betre.
Paſte de mandubi.
Eau Aromatique de Pommes d'uocouliba.
Chamure de Pitte.
Chamure de Caratha.
Fruit du Caratha.
Sirop, ſel & eau ditubi.
Yeux d'Ecreviſſe de S. Chriſtophle.
De la Caſſave.
Du biſcuit de Maghoc.
De la farine du Magnoc.
De la Mouchache.
Du Camagnoc par roüelle.
Salſepareille des Iſles.
Salſepareille confite.
De la Caſſe confite.
Conſerve de Fleur de Caſſe.
Du Piment enragé.
Bois Aromatique d'Aſſouron.
Fleur du Chipiti.
Gomme & fruit du Catoulima.
Lait du Coloeaï.
Nôtre Theriaque Ameriquaine.
Peaux des Vaches de Mer.

Gomme Dacacie.
Gomme Dacoma.
Graiſſe de Lamantin.
Oſſemens de Lamantin preparez.
Ecailles de Tortuë preparées.
Eau de Cayouti.
Fruit du Jaborandi.
Coſtus de Caroucova.
Fruit & Couton d'Ibatti.
Racines de Chibaiboua.
Racines de riboulichi.
Graine de Nhiquiri. C. Vers.
Monbanna contre raptures.
Sel Damamain.
Paſte de Caravicou.
Graine de Caravicou.
Pierres d'Amazone de trois ſortes.
Emery Sanguin.
Paſtel de Tomarins.
Pierre d'argent du morne au bœuf.
Douze ſortes de mines ou marcaſites.
Bois à l'odeur d'Aſſafœtida.
Cire ſauvage noire.
Miel ſauvage rouge.
Bois de Mapoyacae.
Racine de Teremoily.
Racines de Verery.
Racines du Bambou.
Graine d'opuntia.
Paſte de Changarica.
Ecorce du Changarica.
Gomme Dinimboy.
Liqueur de Changarica.
Gomme d'Aranietti.
Du gros mil.
Du petit mil.
Cotton de Mahot de trois ſortes.
Fleur d'Acajous deſſeichée.
Racines de Jacuacanga.
Ecorce du Malimaliba.
Graine du Palmiſte franc.
Graine de Bamia Moſchata.
Queniques pour Chapelets.
Racines de Mechoacan confite.
Mechoacan deſſeiché en roüelle.

Bois de Titoulihue.
Sel Febrifuge de Titoulihue.
Fruit du Tarricaiba.
Cotton de Lienne.
Cotton de Mahot.
Graine de Chipitiola.
Gomme-coque de Levant.
Huile de graine de Cotton.
Conſerve de fleur de Talauma.
Conſerve de Caapia de Piſon.
Ecorce du Chipitihue confite.
Pomme de Macenille.
Racines ditaboucalo confites.
Huile de Chibanna.
Conſerve de Boulattamibi.
Eau Dichicoubanna.
Racines de Cyperus confite, ou conſerve.
Conſerve des fleurs de Monbein.
Conſerve des fleurs du Pagimirioba.
Sirop des fleurs du Pagimirioba.
Sirop des Racines du Citronnier.
Eſſence Anodine compoſée.
Conſerve de Taglia.
Conſerve de Caſiriba.
Conſerve de Boujanama.
Conſerve du Caroucova.
Conſerve Antiepileptique du Baibonemiba.
Conſerve de Camaru.
Racines d'Anacoucou confite.
Conſerve de Yakerouma.
Fruit Dicaque, ou de Saint Alouſie.
Gomme du Mandaru.
Conſerve Dagnara quya.
Gomme de Chibou.

FIN.

MONSIEUR,

Je n'ay pas jugé à propos de mettre ici les vertus & usage de tous les Articles cy-dessus, tant parce que j'en auray beaucoup d'autres à y ajoûter, que parce que je travaille à une Pharmacopée Indienne, où l'on verra un ordre general de plusieurs Medicamens simples & composez, qui n'ont jamais paru au jour; l'on y donnera leurs choix, Compositions, vertus & usages; Enfin si vous me donnez occasion de quelque Navire, je vous enverray plusieurs rares curiositez & Drogues singulieres. C'est nôtre grande difficulté.

NOMS QUI ONT ESTE' OBMIS dans ce Catalogue, & dont l'explication se trouvera dans mon Histoire generale des Drogues, qui a paru depuis quelques années.

Abrus Alpini.
Aigre de Cedre.
Aldabac.
Alcebram.
Amurca.
Anthera.
Anis d'Hollande.
Arnabo.
Adarca, ou Adarcé.
Ætites.
Aquila alba.
Arbre de S. Thomas.
Arbre saint.
Arbre de Diane.
Aujubin.
Balsamum guilliadince.

Baume du terrain du saint Esprit.
Baume de Pernambourg.
Baume de Rio de Janeiro.
Baume de S. Vincent.
Baume de saint Domingue.
Baume de Copaiba.
Baume de Handures, ou Hondures.
Bedegar.
Berungi, ou Beringi.
Bistre.
Britanique.
Bouchet.
Bellerici, ou
Belliculi.
Blatta Bizantia.
Bois de Caleatour.
Bois petrifié.
Cauris.
Cedra.
Cyphi thymiama.
Cire de Guynée.
Civette grise d'Hollande.
Chef Saint Jean ou Colique.
Corne d'Amon.
Corne mineral.
Cyperus du Nil.
Ceratite.
Dropax.
Dragée de saint Roch.
Dent d'Elephant petrifiée.
Essence de Bergamotte.
Essence de Cedra.
Essence de Limette.
Essence de Cocai.
Eau de millefleurs.
Fruit ou Gousses de l'Acatia d'Egypte.
Fruit ou grand Gorganne des Isles.
Fleur d'airain.
Fleur de Verdet.
Gith.
Gip.
Gagates.
Huile de Canelle sauvage.
Hirculus.
Huile de Fregate noire.
Hydragire.
Huile de petit Cumin.
Indigo Lauro.
Ivoire mineral.
Ictiocolle.
Joncus odoratus.
Laserpitium.
Laudanum liquide.

Licorne mineral ou Fossille.
Mercure vierge.
Machoire de Brochet.
Mellade.
Moëlle de Saxe.
Moxa de la Chine.
Natrum d'Egypte.
Noir de Charbon.
Noir de Sarment.
Noir de Fusain.
Nouga blanc.
Nouga rouge.
Os teste de Carpe.
Os teste de Perche.
Os teste de Brochet.
Oignons d'Espagne.
Pierre de Serpent vrax.
Pierre de Serpent faus.
Pierre Arabique.
Pierre de Capadoce.
Pierre Cistrolite.
Pierre de Croix.
Poivre des Maures.
Racine d'Epecouanne.
Racine d'Essaye.
Racine de Britanique.
Resine de Chibou.
Salpetre naturel.
Salpetre de terre.
Tablettes de Guimauve.
Tablettes de Reglisse.
Tablettes de Roses de Provins rouges.
Tablettes de Roses de Provins blanches.
Tablettes de Roses de Provins faites à Paris.
Tablettes ou Touron d'Alican.
Tablettes ou Touron de Marseille.
Turquoise.

ON sera sera averti que je ne fais ici aucune mention des Tabletnes composées ; comme, par exemple, des Tablettes *Diacarthami*, de *Citro Solutivo*, de *Succo Rosarum*, & autres qui dépendent de la Pharmacie, & non de la Drogue, n'estant pas permis aux Marchands Epiciers ni Droguistes de s'entremettre du fair des Drogues composées, à la reserve de celles que j'ai mises dans mon Livre *du Marchand sincere, ou l'Histoire generale des Drogues*, ainsi qu'il est expressément défendu par l'article 16. des Statuts & Ordonnances de Sa Majesté, faites en faveur des Marchands Epiciers & Apotiquaires de Paris.

Extrait du Privilege du Roy.

PAR grace & Privilege du Roy donné à Versailles le 27. jour de Novembre 1692. Signé par le Roy en son Conseil, HARLAN. Il est permis à nôtre bien-amé PIERRE POMET, Marchand Droguiste à Paris, d'imprimer ou faire imprimer, vendre & debiter, par tel Imprimeur ou Libraire qu'il lui plaira, un Livre qu'il a composé, intitulé : *Le Catalogue des Drogues, contenues dans un Livre intitulé, Traité general des Drogues d'Epiceries, &c.* pendant le temps & espage de douze années consecutives, à compter du jour qu'il sera achevé d'imprimer pour la premiere fois, pendant lequel temps défenses sont faites à tous Imprimeurs & Libraires, & autres personnes de telle qualité & condition qu'ils soient, d'imprimer ou faire imprimer, vendre & debiter ledit Livre sans le consentement dudit Exposant, à peine de trois mille liv. d'amende pour les contrevenans, comme il est plus amplement porté par ledit Privilege.

Registré sur le Livre des Imprimeurs & Libraires de, le treiziéme jour de Decembre 1692. Signé, P. AUBOUYN.

Achevé d'imprimer pour la premiere fois le 2. jour de Janvier 1694.

www.ingramcontent.com/pod-product-compliance
Ingram Content Group UK Ltd.
Pitfield, Milton Keynes, MK11 3LW, UK
UKHW020944180726
13838UKWH00003B/1117